Collection : « De l'œil à l'Être »

« V pour Vendetta »

Vi Veri Veniversum Vivus Vici

« *Par le pouvoir de la vérité, j'ai de mon vivant, conquis l'univers* » - *Faust (*Goethe).

V pour Vendetta - Vi Veri Veniversum Vivus Vici

Du même auteur

- Témoins de lumière - Des aventures ordinaires
- Recueil de l'Être
- Cœur de Framboise à la frantonienne

Suite romanesque : Le livre sacré

- Kumpiy - Le livre sacré - Tome 1 - L'œil et le cobra
- Kumpiy - Le livre sacré - Tome 2 - La confrérie du cobra
- Kumpiy - Le livre sacré - Tome 3 - Tara la guérisseuse

Collection « de l'œil à l'Être »

- « Kung Fu Panda 1» et la puissance du « croire »
- « Kung Fu Panda 2» - La voie de la paix intérieure
- « Equilibrium » – Une vie sans émotions
- « La Belle Verte » - Retrouver sa nature
- « Inception » - Rêve, sommeil et manipulation
- « La jeune fille de l'eau » - Notre vie a un sens
- « Les fils de l'homme » - L'espoir au corps

Collection : « De l'œil à l'Être »

Dans la collection

« De l'œil à l'Être »

« V pour Vendetta »

« Vi Veri Veniversum Vivus Vici »

YGREC

© 2016
Auteur : Ygrec
Production et éditeur : Édition : Books on Demand, 12/14 rond-point des Champs-Elysées, 75008 Paris, France.
Imprimé par Books on Demand GmbH, Norderstedt, Allemagne. »
Dépôt légal : Janvier 2011
Deuxième édition

ISBN : 9782810612895

« Le Code de la propriété intellectuelle interdit les copies ou reproductions destinées à une utilisation collective. Toute représentation ou reproduction intégrale ou partielle faite par quelque procédé que ce soit, sans le consentement de l'auteur ou de ses ayants cause, est illicite et constitue une contrefaçon, aux termes des articles L.335-2 et suivants du Code de la propriété intellectuelle. »

Collection : « *De l'œil à l'Être* »

LA COLLECTION « DE L'ŒIL A L'ÊTRE »

Lors de mes conversations avec mes lecteurs, mes patients, mes élèves, lorsque je réponds à leurs questions, oralement ou par écrit, j'ai l'habitude d'illustrer mes propos d'exemples de la vie courante. Je leur propose aussi la lecture de livres. Je leur conseille de regarder certains films. Je leur recommande surtout de lire ou de voir autrement.

Ils sont nombreux ceux qui me demandent, ou qui m'ont demandé, de publier des analyses, sur ce que je présente comme des références, lors de cet apprentissage difficile qui est celui qui mène à soi-même !

La collection « De l'œil à l'Être » devrait répondre aux attentes de certains, et je l'espère, de beaucoup.

Aucun des ouvrages ne constitue une analyse complète. Il s'agit d'apprendre à voir autre chose, de chercher un sens différent à ce qui nous entoure. Rappelons-nous que rien n'est caché, mais que, le plus souvent, nous ne voyons rien.

Il est bien évident que ce que j'écris n'engage que moi, et non les auteurs, scénaristes, dessinateurs, producteurs, acteurs, etc. de ces œuvres, qui ont exprimé ce qu'ils souhaitaient exprimer, et nous sommes libres d'apprécier ou pas, de comprendre ou pas, et même, de comprendre différemment. Je n'essaie pas de faire dire ce qui n'a pas voulu être dit, mais je tente simplement de faire passer un ressenti, le mien.

Le texte n'énonce pas des vérités, il a valeur de proposition pour illustrer les nombreuses notions et concepts de la voie spirituelle.

Même si tout n'est pas dit, même si tout n'a pas été saisi, ces auteurs, scénaristes, dessinateurs, producteurs, acteurs, etc....ont su éveiller la curiosité et l'intérêt, et de cela, je les remercie. Ils doivent savoir que je m'efforce de me conformer à la loi en matière de droits d'auteur, et ne publie aucune photo, aucun texte en intégralité (je me permets toutefois certaines citations courtes), je n'organise aucune projection. Je continue, comme je l'ai toujours fait, de conseiller un livre, un film, etc, dont certaines parties sont, pour moi, de bons exemples à donner, complétant à merveille ceux de mon vécu personnel.
Si quelque chose m'avait échappé, compte tenu de la complexité législative, je leur serais reconnaissante de m'en prévenir et de m'en excuser.

Il ne sera pas inutile de préciser, à l'intention de mes lecteurs, que je n'ai de contrat avec aucun auteur, éditeur ou producteur, etc. J'écris ce que je pense, et cela, toujours dans le même but : aider les autres, et par voie de conséquence, m'aider moi-même.

Chacun des ouvrages de la collection « De l'œil à l'Être » traite d'une œuvre (film, pièce de théâtre, livres etc.). Les titres, les auteurs, les éditeurs, les distributions (lorsqu'il s'agit de cinéma), enfin tout ce qui est nécessaire à une identification exacte sans confusion possible, sont clairement énoncés. Tous les livres de la collection comportent

Collection : « De l'œil à l'Être »

une étude rapide des personnages et de certaines séquences. Ils abordent des sujets ayant un rapport direct avec l'œuvre mais aussi d'autres, dont la suggestion m'a paru intéressante. Nous chercherons ainsi à saisir les situations présentées, à trouver les effets et les causes, pour en tirer un enseignement, pour essayer de nous comprendre et de comprendre les autres. Les sujets généraux seront, à dessein, partiellement traités, et selon l'optique de l'œuvre. Ils trouveront leurs compléments dans un ou d'autres livres. Il est inutile d'aller trop vite.
D'un ouvrage à l'autre, nous retrouverons parfois, à l'identique, les introductions à certains paragraphes. C'est qu'il s'agira d'appréhender le sujet avec les mêmes techniques. D'autres fois, tout sera différent.

La collection « De l'œil à l'Être » existe, non pour imposer un point de vue, encore moins pour extraire des messages que l'auteur a souhaité transmettre (lui seul peut en parler) mais pour proposer des pistes de réflexion, libre à chacun de voir autre chose ou de ne rien voir du tout.

Amis lecteurs ouvrons grands les yeux de l'intérieur et prenons les chemins de l'Être.

V pour Vendetta - Vi Veri Veniversum Vivus Vici

Collection : « De l'œil à l'Être »

INTRODUCTION

Cet ouvrage est consacré à « V pour Vendetta ».

La critique a été partagée lors de la sortie de ce film ; sans intérêt pour certains, un chef-d'œuvre pour d'autres ! Quant à moi, je ne me lasse pas de le regarder.

Le film est adapté du comic « V pour Vendetta » d'Alan Moore et David Lloyd, par les frères Wachowski.

Les messages y sont présents et directs tout au long du film, des messages qui sonnent comme des mises en garde. L'intention des auteurs de la bande dessinée n'était peut-être pas là, mais compte tenu du climat politique dans lequel ils l'ont produite (années 80, Mme Thatcher), nous pouvons supposer qu'elle l'était.

Je vous invite à regarder le film attentivement, à écouter les dialogues, à analyser, à faire des parallèles avec notre société.

Si les images peuvent nous rappeler les souvenirs douloureux de notre histoire, il ne faut pas exclure un retour possible des événements. Depuis de nombreuses années, un changement s'est opéré dans le comportement des hommes et femmes qui nous gouvernent. De rampant et discret, ce changement est devenu notoire. Comment ignorer l'évolution dangereuse que prennent les choses ? Comment ignorer l'égocentrisme, la violence, le mépris et l'ambition démesurée de dirigeants peu scrupuleux, mais assez manipulateurs pour se faire élire.

Soyons vigilants ! Si nous n'y prenons pas garde, notre population ressemblera à celle que V vient libérer, terrorisée et soumise à une poigne de fer qui écrase ceux qui la contrarient.

Nous mettrons en valeur, dans cet ouvrage, certaines notions importantes pour notre quête de Sens.

Une fiche technique présentera d'abord le film puis nous passerons à l'étude proprement dite.

Pour <u>profiter pleinement</u> de ce livre, il est évidemment indispensable d'avoir vu le film au préalable. Si ce n'est pas le cas, il n'y a plus qu'à le refermer. Non seulement il est utile de connaître l'histoire du début à la fin avant de continuer, mais la lecture prématurée de cet ouvrage vous ferait peut-être oublier le spectacle, et ce serait dommage. Car n'oublions pas qu'il s'agit d'abord d'un spectacle à apprécier pleinement en tant que tel.

Cependant, et pour tous ceux qui ne pensent pas pouvoir regarder ce film dans l'immédiat, je les invite à lire les chapitres « Comprendre » et « A l'écoute des autres » pour lesquels ils ne devraient pas se sentir perdus.

Il est intéressant de regarder une deuxième fois chacun des films étudiés dans la collection, en notant ce qui paraît remarquable, en essayant de cerner les personnages et en repérant les séquences à étudier. Mais, pour cette deuxième projection, chacun fera, après tout, comme il l'entend, comme il le sent.

L'important est de se sentir à l'aise en pratiquant ces exercices qui ne doivent pas devenir une torture pour l'esprit, mais un jeu.

Collection : « De l'œil à l'Être »

SYNOPSIS ET FICHE TECHNIQUE

Synopsis

Dans un futur proche, et alors que le monde est dévasté, l'Angleterre, rescapée du chaos, est menée d'une main de fer par un tyran qui fait régner la peur pour asservir une population devenue passive.

Evey est arrêtée et agressée, la nuit, par les forces de l'ordre. Elle ne doit son salut qu'à un homme masqué, qui se révélera être un révolutionnaire. Cet homme cultivé, raffiné, mais aussi blessé dans son corps et dans son âme, prépare sa vengeance, et il se trouve que son intérêt rejoint l'intérêt général.

D'abord effarée par son attitude, Evey va apprendre, à son contact, à se libérer de ses peurs.

La bande dessinée d'Alan Moore (scénario) et David Lloyd (images) a inspiré ce film.

Fiche technique

Titre original : *V for Vendetta*
Réalisation : James McTeigue
Scénario : les frères Wachowski d'après la bande dessinée éponyme d'Alan Moore et David Lloyd

V pour Vendetta - Vi Veri Veniversum Vivus Vici

Producteurs : Joel Silver, Andy Wachowski, Larry Wachowski, Grant Hill

Producteur délégué : Ben Waisbren

Producteur associé : Jessica Alan

Co-producteurs : Roberto Malerba, Henning Molfenter, Charlie Woebcken

Sociétés de production : Warner Bros., Silver Pictures, Fünfte Babelsberg Film, Virtual Studios, DC Comics

Compositeur : Dario Marianelli

Musiques additionnelles : Spiritualized, The Rolling Stones, Antony and the Johnsons, Cat Power, Julie London

Directeur de la photographie : Adrian Biddle

Chef décorateur : Owen Paterson

Chef costumière : Sammy Sheldon

Directrice du casting : Lucinda Syson

Monteur : Martin Walsh

Effets spéciaux : Uli Nefzer

Animation et effets visuels : Dan Glass

Sociétés d'effets visuels : Cinesite, Double Negative, Framestore CFC, Baseblack, Cine Image Film Opticals, Plowman Craven & Associates

Distribution : Warner Bros. Pictures

Durée : 132 minutes (2 h 12)

Dates de sortie : 19 avril 2006 en France

Collection : « De l'œil à l'Être »

Distribution

Hugo Weaving (VF : Féodor Atkine) V / William Rockwood

Natalie Portman (VF : Sylvie Jacob) : Evey Hammond

Stephen Rea (VF : Philippe Peythieu) : Inspecteur Eric Finch

Stephen Fry (VF : Dominique Collignon-Maurin) : Gordon Deitrich

John Hurt (VF : Georges Claisse) : Grand Chancelier Adam Sutler

Sinéad Cusack (VF : Annie Sinigalia) : D^r. Delia Surridge

Tim Pigott-Smith (VF : Michel Favory) : Peter Creedy

Rupert Graves (VF : Xavier Fagnon) : Inspecteur Adjoint Dominic

Roger Allam (VF : Patrick Messe) : Lewis Prothero

John Standing : Évêque Anthony James Lilliman

Ben Miles : Roger Dascomb

Natasha Wightman : Valerie Page

Clive Ashborn : Guy Fawkes

****

Box-Office France : 601 455
Dates de sortie DVD : 19 octobre 2006 en France

V pour Vendetta - Vi Veri Veniversum Vivus Vici

Collection : « *De l'œil à l'Être* »

ENVIRONNEMENT

L'histoire se déroule à Londres dans un futur proche. Le monde est dévasté. Un homme a profité du chaos pour monter en puissance. Il a su semer la peur pour s'installer au pouvoir. Il tient la population dans une soumission apparente en maintenant une pression et une terreur constante. Toutes les libertés sont refusées, plus de livres, plus d'œuvres d'art, pas de contestation possible. La milice veille au respect du couvre-feu.

Le système politique présenté dans le film n'est pas inédit. Des situations semblables existent et ont existé. Tout ce qui se déroule ici pourrait se passer dans n'importe quel pays, et donc dans le nôtre. Il serait bien imprudent de penser que cela ne puisse plus se produire.

La population vivant dans les pays dits démocratiques croit difficilement à la possibilité d'un tel changement, mais elle oublie qu'il y a, en l'homme, le pire comme le meilleur. Bien entendu, beaucoup d'observateurs disent et écrivent que tout est possible, les plus lucides voient le danger qui se profile, mais ceux qui agissent comme si la démocratie était un acquis sont bien plus nombreux. C'est donc qu'ils ignorent, ou veulent ignorer, ce qu'ils appellent des « détails ». Ce sont pourtant des faits qui montrent que tout est prêt pour que la démocratie disparaisse, et qu'elle n'est déjà plus que l'ombre d'elle-même.

V pour Vendetta - Vi Veri Veniversum Vivus Vici

Collection : « De l'œil à l'Être »

LES PERSONNAGES

Nous étudierons les personnages selon l'optique du film et non celle de la BD.

Premier aperçu

La population de ce qu'il reste de l'Angleterre vit complètement terrorisée, parquée, conditionnée par les émissions télévisées du seul studio existant et à la botte du gouvernement.

Tout comme la population, les collaborateurs de Sutler sont conditionnés. Ils sont, à part Creedy, persuadés de servir l'Angleterre. Mais eux aussi vivent dans la peur et subissent les menaces et les surveillances policières. Eux aussi sont espionnés constamment.

V porte un masque. Il est pourtant le seul à être lui-même. Tous les autres personnages sont ce qu'on leur impose d'être.

Chacun joue un rôle, nous jouons le nôtre. La différence vient de la distance que nous mettons entre ce qui fait notre apparence dans cette incarnation, et notre âme.

Les uns assument directement les actes nécessaires à l'accomplissement de leur mission (mission au sens premier du terme), les autres aussi, mais ils retardent leur évolution, consciemment ou pas, en jouant un rôle, dans un rôle, à l'intérieur d'un autre rôle.

N'oublions pas, tout de même, que nous sommes tous liés et interdépendants. C'est malheureusement le bourreau qui peut donner à sa victime, l'occasion de grandir intérieurement. C'est ce qu'énonce V en parlant de Sutler comme de son créateur. V sera aussi l'instrument qui libérera Evey de ses peurs.

Dans ce premier aperçu, nous pouvons aussi remarquer comment Evey, lors d'événements traumatisants, reproduit les réactions négatives qu'elle a déjà eues. Il serait plus juste de dire qu'elle est confrontée régulièrement à des situations analogues à l'événement traumatisant déclencheur de son enfermement. Pour elle, comme pour chacun d'entre nous, les événements se reproduisent pour permettre une guérison.

Les personnages :

V est un personnage énigmatique. Il est un enfant et un tueur, il est comique et sérieux, capable de compassion puis devient un personnage sans cœur. Il est égoïste lorsqu'il ne pense qu'à sa vengeance, puis tente l'impossible pour libérer la population. Il est habité par la haine, mais est capable de l'amour le plus pur. Il passe de l'état d'assassin le plus froid, au gentleman raffiné et cultivé. Il écoute de la musique, aime danser, apprécie les films romantiques. Sa vengeance ne sera pas mise en œuvre pour lui seul. Il délivrera la population en même temps.

Comme le reste de la population, **Evey** est terrorisée, et n'aurait jamais transgressé les règles si sa sortie nocturne n'avait pas mal tourné. Cette sortie est déjà pourtant une transgression. Elle est tellement conditionnée qu'elle va même jusqu'à trahir V. Son passé douloureux la pousse à l'obéissance, mais, de par l'éducation qu'elle a reçue, elle est portée vers l'art et vers le beau. Elle sait ce qu'est la dissidence.

En approchant V, elle renoue avec une liberté qu'elle a eue autrefois, mais qu'elle croyait avoir oubliée. Une idée ne meurt pas, et il suffit d'un déclic pour la réveiller. Le handicap reste la peur, et V saura l'aider à s'en débarrasser, dans la douleur il est vrai.

Valérie Page est la voisine de cellule de V. Elle deviendra celle d'Evey dans la mise en scène de son arrestation. Écoutez attentivement les termes de son message. On sent en elle beaucoup de délicatesse. Grâce à son récit, V et Evey vont sentir, tout proche d'eux, une âme droite, qui malgré la souffrance et la conscience de sa mort prochaine, reste pure et capable du véritable amour. C'est cette présence invisible qui leur donne la force de se dépasser.

L'Inspecteur Eric Finch est le chef de la police. Lui aussi est conditionné, bien qu'il subisse difficilement les dures lois de la dictature. Peut-être pense-t-il qu'elle est indispensable à son pays. Mais cet homme a un fond d'honnêteté, une curiosité utile. V le sait et va utiliser ses qualités pour l'amener à la découverte de la vérité, une vérité qu'il devra trouver lui-même pour pouvoir y croire.

L'**Inspecteur Dominic** est l'adjoint de Finch. Lui aussi est honnête et subit le système. Il aidera Finch à mener l'enquête.

Gordon Deitrich est un animateur de télévision. Il avoue à Evey sa véritable nature. Lui aussi se cache mais d'une autre manière. Mais il a écouté attentivement V. Il sait qu'il a raison. Quand il produit son émission en se moquant du chancelier, il prend des risques. Même s'il dit le contraire, peut-être les accepte-t-il pour redevenir lui-même, pour retrouver sa dignité.

Le grand **Chancelier Adam Sutler** est un dictateur sans états d'âme. Seul compte le pouvoir. Tout comme Creedy il fait peu de cas de la vie humaine. Il fait régner la terreur, mais lui aussi a peur, peur de ses collaborateurs, peur du peuple.

Delia Surridge est le médecin légiste mais aussi le chercheur qui a mené les expériences sur les condamnés de Larkhill. Elle n'avait pas connaissance des objectifs réels des travaux qui lui étaient demandés. Mais peut-on croire à une innocence complète. Se cacher la vérité ne nous exempte pas de toute responsabilité. V l'exécutera comme les autres, mais en douceur.

Collection : « De l'œil à l'Être »

Lewis Prothero est la voix de Londres, celui qui fait la propagande du parti. Mais avant tout il était le commandant de Larkhill. C'est un être violent, inhumain, capable de tout. Son intérêt personnel est sa seule motivation.

L'Évêque Anthony James Lilliman était prêtre à Larkhill. C'est un pédophile. Il a fermé les yeux sur la réalité de l'expérimentation humaine du virus contre un bon salaire.

Roger Dascomb est le chef de la propagande. Il ne doute pas du bien fondé des méthodes employées. Il est complètement dévoué. Ceci est parfaitement remarquable dans la scène où il désamorce la bombe. Son souci est alors le temps que prendra la reconstruction du bâtiment. Préserver sa vie est secondaire.

Peter Creedy est le chef de la milice. C'est un homme cruel, insensible et redoutable. Il a participé à la décision de la propagation du virus. Il ne pense qu'à prendre le pouvoir.

Les personnages comparés

Gordon Deitrich et V. Tous deux sont cultivés et attachés aux œuvres d'art. Ce sont deux comédiens chacun à leur manière. V aidera indirectement Gordon à prendre ses responsabilités. Mais sa dernière émission ressemble à du suicide.

V et Creedy ou V et Sutler. Chacun est redoutable, mais pour les uns, il s'agit d'obtenir ou de garder le pouvoir, pour V, il s'agit de retrouver la liberté.

Valérie et V. La réalité de leurs souffrances est la même. Valérie dépasse tout et reste dans l'amour véritable. C'est cet amour reçu qui va donner à V la force de résister, comme il le donnera à Evey d'ailleurs. Mais V accumule en lui la haine, et l'injustice de la mort de Valérie ne va faire que l'amplifier. C'est en comprenant la force de l'amour donné qu'il s'en libérera plus efficacement qu'en accomplissant sa vengeance.

V, Evey et Valérie. Ces trois êtres ont en commun le sens de la justice et l'intégrité. C'est la perception différente des événements traumatisants de leurs vies qui feront la différence de leurs parcours.

Collection : « De l'œil à l'Être »

LES SCÈNES

Les premières minutes : L'arrestation de Guy Fawkes et son exécution. Une femme assiste à la pendaison. Derrière les images, la voix d'une femme, qui se souvient du 5 novembre 1605. Cette voix rappelle que l'on peut tuer l'homme qui défend une idée, mais qu'une idée demeure au-delà du temps, elle ne saigne pas, elle ne souffre pas, elle n'aime pas.

Lewis Prothero fait sa propagande **à la télévision** : les Etats Unis ne sont plus rien. Eux qui avaient tout, ont renié leur Dieu et sont punis par lui. Selon lui, l'Angleterre a survécu aux catastrophes, elle a été mise à l'épreuve, mais est restée sous la protection de Dieu. Le gouvernement a fait ce qu'il devait faire. Nous apprenons ici la purge pratiquée contre *« les immigrés, les musulmans, les homosexuels, les dégénérés »*. Nous ne pouvons, ici, que penser au sombre passé. Le personnage est filmé en gros plan, on sent sa hargne et la menace sous-jacente. Devant son poste de télévision, Evey s'habille, elle se rend chez Gordon Deitrich. En parallèle V se prépare aussi.

Un moment intéressant du passage est celui où V met son masque dont l'intérieur semble s'approcher de nous. Est-ce dire que nous allons, nous aussi, en porter un. Nous voyons ensuite Lewis Prothero devant une Horloge, énoncer *« tôt ou tard sonne l'heure du jugement »*. À ce moment même, V engaine ses poignards dans un bruit de métal, Evey éteint la télévision. On sent ici que quelque chose s'enclenche, quelque chose d'inéluctable.

Evey sort et V en fait autant de son côté. Un haut-parleur annonce l'activation du couvre-feu. Evey se heurte à des miliciens qui l'agressent, mais V apparaît et les abat. À remarquer : les citations de William Shakespeare.

Evey et V font connaissance. (6 minutes 30 du début environ) Les répliques sont amusantes, ponctuées de nombreux « v ». Nous découvrons V pour la première fois, et nous le voyons là, comme en représentation d'une pièce de théâtre que lui seul comprend vraiment. Le prénom Evey ne le surprend qu'à moitié, V ne croit pas au hasard. Quand Evey le remercie, il lui réplique qu'il n'a fait que jouer son rôle. De même, quelques instants auparavant, il lui avait répondu *« je ne suis que l'instrument au service de la besogne qui m'est conférée »*. Il lui propose alors d'assister à un concert.

Sur les toits, feux d'artifice et explosion (9 minutes) de l'Old Bailey. À remarquer la réplique sur la justice. Une musique est retransmise dans toute la ville au moyen de hauts parleurs diffusant d'ordinaire les ordres et informations des autorités. Ainsi personne ne peut ignorer l'importance de ce qui est en train de se passer : l'explosion de l'Old Bailey.

Collection : « De l'œil à l'Être »

Le chancelier Sutler (11 mn) vocifère des demandes d'explications à des collaborateurs soumis et que nous découvrons pour la première fois. Gros plan sur son visage. Il faut trouver une explication valable pour la population.

L'annonce de la démolition programmée du palais de justice est faite (14 mn), mais personne n'y croit. Evey est sur son lieu de travail, à la BTN, seule chaîne télévisuelle autorisée. Pendant ce temps, l'inspecteur Finch qui l'a identifiée, s'introduit chez elle.

Evey livre des colis (16 mn). À sa grande stupéfaction, ils sont pleins de masques de Fawkes. L'inspecteur **Finch et** son adjoint **Dominic se rendent aux studios de la BTN** pour l'arrêter avant que Creedy, qui est chargé de la milice, ne les devance. Finch a découvert qu'Evey est la fille d'activistes arrêtés et exécutés. Elle-même a passé 5 ans dans un centre d'assistance aux mineurs. Evey décide de fuir. Les écrans de contrôle s'éteignent un à un.

V entre à la BTN (17 mn). Menacé, il ouvre sa cape et montre les explosifs qui le ceinturent. Il bloque les ascenseurs, provoque l'alerte d'évacuation du bâtiment et menace maintenant le personnel de diffusion auquel on apporte les masques. Finch est arrivé et poursuit Evey qui parvient à se cacher.

V apparaît sur les écrans (18 mn) de télévision dans tous les foyers et sur les écrans géants de la ville. Par son discours, V invite la population à le rejoindre devant le parlement dans un an, il l'incite à la rébellion. Écoutez attentivement son discours, notamment le passage sur les mots et celui sur la responsabilité.

Les forces de l'ordre ont réussi à ouvrir les portes (22mn) du studio. V a utilisé des fumigènes et il n'y a aucune visibilité. Tous les otages portent le costume et le masque de V et ne sont pas identifiables. Finch s'introduit dans le studio, un otage est tué. Une bombe est prête à exploser. Dascomb la désamorce. V parvient à sortir du studio et tue les policiers.

V est menacé (24 mn) par l'adjoint de Finch. Evey l'aide mais est assommée. La télévision annonce la fin de la prise d'otage et la mort de V. Finch examine la vidéo. Il sait que V a emmené Evey.

Evey se réveille chez V (26 mn), un lieu empli d'œuvres d'art et de livres confisqués que V a récupérés. Evey ne comprend pas ce qui lui a fait choisir d'aider V et veut rentrer chez elle. Mais c'est impossible, elle devra rester une année entière.

Finch et Dominic (29 mn) ont mené leur enquête, sur les **parents d'Evey** et sur **son frère** qui est mort à Ste Mary. Nous ne savons pas encore ce qui s'est passé à cet endroit.

Collection : « De l'œil à l'Être »

Le lendemain, discussion d'Evey et V (30 mn). Evey prend un petit-déjeuner composé de produits volés à Sutler. Le dialogue est particulièrement intéressant. Ecoutez la citation de Shakespeare. V explique que le bâtiment est un symbole, comme sa destruction. C'est le peuple qui donne sa force au symbole.

Réapparition de Prothero (32 mn). Il est chez lui et écoute sa propre allocution qui condamne V, et dans laquelle il regrette de ne pas s'être trouvé face à face avec lui. Mais V est là ; il l'appelle commandant, il lui rappelle le passé et Prothéro semble alors le reconnaître. Finch est appelé. Prothéro est mort, et Dascomb met au point la façon d'apprendre la nouvelle à la population sans dévoiler le meurtre.

Evey est réveillée (35 mn) par des bruits de combat. V se bat avec une armure sur fond de film (Le comte de Monte Cristo). Nous découvrons le côté enfantin de V qui s'oppose totalement au meurtrier froid et calculateur.

Finch et Dominic continuent leur enquête (36 mn). Ils apprennent que Prothéro était, avant d'être la voix de Londres, le premier actionnaire de l'entreprise de produits pharmaceutiques ayant mis au point le vaccin contre le virus meurtrier des élèves de Ste Mary.

Evey regarde le film avec V (37 mn), puis écoute les actualités. Elle devine que V a volé son pass et a tué Prothero et le lui reproche. Il argumente sur la justice qui nécessite (selon lui) le meurtre.

Retour vers Finch et son adjoint (39 mn). Ils découvrent le passé de Prothero et enquête sur un centre de détention : Larkhill. Les archives sont absentes, personne ne peut rien leur apprendre.

Evey raconte son enfance à V. Elle lui **propose son aide** (40 mn).

Finch et Dominic demandent les **dossiers fiscaux** de **Larkhill** (43 mn). Tout a disparu sauf un dossier que Finch récupère. Pendant ce temps, V demande à Evey de l'aider.

Finch et son adjoint examinent les documents (44 mn). Il y avait un **prêtre** à Larkhill très bien payé. Il est devenu évêque. C'est auprès de lui, justement, que se rend Evey pour introduire V. C'est un être vicieux. Il ne croit pas aux avertissements d'Evey concernant son prochain assassinat par V. Elle cherche sa rédemption. V a été trahi mais il tue tout de même l'évêque.

Finch fait l'objet de **menaces** de la part de Creedy (48 mn) Il sait qu'il sera désormais surveillé davantage encore.

Evey se réfugie chez Gordon Deitrich (49 mn) Il adopte un langage qui rappelle celui de V. Il lui révèle l'existence

Collection : « De l'œil à l'Être »

d'une pièce secrète où il garde des œuvres d'art. Lui aussi se cache. Une phrase intéressante : « en restant masqué trop longtemps, vous en oubliez votre identité. »

Finch chez Delia Surridge **le médecin légiste** (52 mn). Il lui donne une des roses que l'on trouve sur les cadavres. De retour à son bureau, il apprend que V a tué tous ceux qui travaillaient à Larkhill sauf une femme qui se révèle être la légiste.

Delia Surridge (54 mn) relit un carnet de note qu'elle remplissait à Larkhill. Elle **attend V.** Nous apprenons ici qu'elle ignorait les intentions des créateurs du centre de Larkhill, mais rien n'aurait été possible sans elle. Elle meurt.

Finch arrive trop tard (56 mn) Il trouve **le carnet** et en fait part à Sutler qui le menace.

Récit du **carnet de note** (57 mn), Finch connaît maintenant la raison d'être du centre de détention de Larkhill.

Evey est toujours **chez Gordon** (1 h) qui lui dit que V a raison.

Pendant ce temps **Finch** (1H01) étudie les dossiers et commence à **douter du gouvernement.** Il suppose sa responsabilité dans la propagation du virus qui a décimé une partie de la population.

V pour Vendetta - Vi Veri Veniversum Vivus Vici

Réunion du gouvernement (1H04) Sutler est furieux. La population soutient le « terroriste »

Gordon et Evey regardent **l'émission de Gordon** à la télévision (1H05). Il y met en scène le chancelier et V. Sutler y est ridiculisé. Le soir même Gordon est arrêté. Evey se cache, puis s'enfuit. Mais elle est arrêtée.

Torture d'Evey et lecture d'un message d'une autre détenue Valérie (1H09). Je n'ajouterai rien ici. Le récit de Valérie est à écouter et réécouter. La fin est très importante : « *Ce que j'espère plus que tout, c'est que vous me comprendrez quand je vous dis que, même si je ne vous connais pas, même si je n'ai jamais eu l'occasion de vous rencontrer, de rire avec vous, de pleurer avec vous ou de vous embrasser, je vous aime. De tout mon cœur. Je vous aime* ».

Libération d'Evey qui refuse de parler et préfère la mort (1H19). La phrase du pseudo-gardien est primordiale : « *Ainsi vous n'avez plus peur de mourir, vous êtes entièrement libre* ». Mais elle se trouve chez V.

Evey face à V (1h20) Son premier mouvement est la colère. V lui explique que cette épreuve lui a fait dépasser sa peur et dépasser la haine. C'est la pleine liberté, la paix intérieure. Evey retrouve son calme. Sur le toit, sous la pluie elle libère à jamais toutes les énergies négatives qu'elle a emmagasinées. Elle se rappelle les mots de Valérie : « *Dieu est dans chaque goutte de pluie* ». V se remémore les ressentis de sa libération, qui elle, s'est faite dans le feu.

Evey quitte V. Il lui révèle que ce qu'elle a vécu, il l'a vécu avant elle, que Valérie a bien existé. Il lui montre des photos, et les roses qu'elle aimait. Evey comprend pourquoi il se venge. Il lui donne rendez-vous avant le 5 novembre. Après son départ, il éclate en sanglots. V a ici une phrase intéressante : « *Ce que j'ai subi a fait de moi ce que je suis* »

Réunion du gouvernement (1H29). Sutler décide d'une communication massive engendrant la peur de la population, rendant indispensable la présence policière.

Dominic informe Finch de l'identité de trois personnes ayant travaillé pour Creedy lors de la propagation du virus (1H30). Deux sont mortes, la troisième, William Rockwood, a donné rendez-vous à Finch. Ce dernier s'y rend. Rockwood (V- mais Finch l'ignore) lui raconte toute l'histoire et lui rappelle que l'arme utilisée par Sutler est la peur. Il témoignera à condition que Creedy soit mis sous surveillance (moyen pour V d'influencer Creedy)

Creedy est chez lui (1H36), il soigne ses fleurs. **V** le surprend et lui **propose un marché** : lui contre Sutler.

Finch est furieux (1H38) d'avoir été berné par V. On a retrouvé Rockwood. Il est mort depuis 20 ans.

Evey (1H40) se rend compte que V est soutenu par la population. Pendant ce temps, Sutler fulmine. Des masques sont livrés à tous les Londoniens, y compris Finch. **Creedy** est tenu pour responsable et **accepte le marché de V**.

Finch s'est rendu à Larkhill (1H41). Il a conscience que V les connaît mieux qu'ils ne se connaissent eux-mêmes. Son récit est à écouter attentivement. Il dit avoir senti comment les événements étaient tous liés, une simple équation mathématique, et tous sont pris au piège. Il est ensuite possible de deviner ce qui va se passer. Un « simple incident » peut provoquer la révolte et la réponse automatique de Sutler : la force. L'exemple donné est ici l'enfant portant le masque abattu par la milice (simple incident pour Sutler !!). Nous en avons une illustration récente avec ce qui s'est passé en Tunisie (Janvier 2011).

Evey est revenue (1H45). Elle explique comment elle est désormais méconnaissable aux yeux des gens qu'elle côtoyait. V lui propose une danse.

Au gouvernement, **Sutler ne décolère pas** (1H46). Il annonce qu'il interviendra à la télévision, et, qu'en cas d'échec, il limogera Creedy. Ce dernier se rend compte que V avait raison.

Evey voudrait connaître le visage de V (1H48), mais il le lui refuse dans une réplique à étudier. Derrière le masque il y a un visage mais ce n'est pas lui.

Collection : « De l'œil à l'Être »

Dominic annonce à Finch le surarmement du parlement. Finch continue à explorer les tunnels.

V descend avec **Evey** dans **les couloirs du métro** (1H49). Un train est à quai rempli d'explosifs. Il lui laisse tout ce qu'il possède et le pouvoir de déclencher l'explosion du parlement. Evey essaie de le retenir, mais c'est impossible.

Pendant l'allocution sans public de Sutler, **Creedy et ses hommes** (1H52), accompagnés de Sutler prisonnier, **attendent V**. Creedy tue Sutler. Finch a entendu le coup de feu. Creedy et ses hommes essaient d'arrêter V, mais il les tue tous jusqu'au dernier.

Blessé à mort, V retourne auprès d'Evey (1H58). Pendant ce temps les militaires se préparent et attendent les ordres. V meurt dans les bras d'Evey, après lui avoir avoué son amour. La phrase importance est ici : « *C'est le plus cadeau que vous pouviez me faire.* »

Finch retrouve Evey (2H). Elle lui fait comprendre que le peuple n'a pas besoin de Parlement mais d'espoir.
Le peuple masqué avance vers le bâtiment. En l'absence d'ordre, les soldats baissent les armes. Il est l'heure, Evey lance le train.

Qui était-il ? C'est la question que pose Finch à Evey. La réponse : « *Il était Edmond Dantès... Il était mon père, et* ma mère, mon frère, mon ami... Il était vous, et moi. Il était chacun de nous».

Tous les spectateurs de l'explosion et du feu d'artifice enlèvent leurs masques. Les visages des vivants se mêlent aux visages des morts.

C'est peut-être une façon de dire que ceux qui sont partis sont liés à ceux qui restent.

C'est aussi dire que ceux qui sont morts sous le joug de l'oppression, ceux qui sont morts au nom d'un idéal, intègrent le symbole et en deviennent un.

C'est une façon d'exprimer que la mort du corps n'efface qu'une partie de nous-mêmes. C'est ce qu'écrit Valérie : « *Toutes les parties de mon être vont périr ; toutes, sauf une, un détail, un tout petit détail fragile, mais qui est la seule chose dans ce monde qui ait de la valeur.* »
Elle ajoute : « *Il ne faut jamais le perdre ou l'abandonner. Il ne faut jamais laisser personne nous le prendre.* » Nous pensons alors à Faust. Nous pensons alors à Gordon qui comprend, en écoutant V, qu'il n'est plus lui-même en jouant le jeu du gouvernement. Gordon retrouve son intégrité et son âme, en s'opposant à Sutler, quitte à y laisser sa vie.

Collection : « De l'œil à l'Être »

COMPRENDRE

Un film, un livre, une pièce de théâtre, une conversation, même seulement entendue au passage, une rencontre, même quand elle est brève, un papillon qui passe, un bourgeon sur un arbre, un oiseau qui se pose, tout peut nous permettre d'apprendre. Il s'agit d'ouvrir les yeux et de voir avec l'œil intérieur.

Ce chapitre a pour but de récapituler quelques éléments qui pourraient nous permettre de progresser dans notre recherche de nous-mêmes.

Évidemment, nous ne pouvons pas tout voir, ni tout expliquer, mais essayons de voir l'essentiel.

Il ne suffira pas seulement de repérer ce qui est important. Il ne suffira pas seulement de lire les messages, mais de les faire nôtres.

Cherchons en nous ce qui nous rapproche des personnages. Voyons où et quand, leurs erreurs sont souvent les nôtres. Ne nous cachons pas que les situations présentées se rapprochent parfois de celles que nous avons vécues ou que nous vivons.

Soyons clairs avec nous-mêmes, sans condamnation ni indulgence, sans jugement.

C'est ainsi que nous progresserons. C'est ainsi que notre vécu deviendra expérience.

Il ne s'agit pas de considérer la projection d'un film, la lecture d'un livre, comme une expérience en tant que telle, mais de comprendre comment elle peut éclairer les actes incompris (totalement ou partiellement) de notre existence.

Rappelons-nous que notre cerveau ne classe, dans le tiroir « expérience acquise » que ce qui est vraiment intégré.

Collection : « De l'œil à l'Être »

La bande dessinée

La bande dessinée est parue dans les années 1980. Elle différait de ce qui était fait alors dans le genre. Elle n'était pas, comme beaucoup d'autres BD, destinée principalement aux adolescents, et abordait un sujet politique. Ici, pas de bulles, mais des légendes. Elle a été qualifiée très justement de roman graphique.

Le film respecte l'œuvre originale, mais comporte assez de différences pour justifier le rejet d'Alan Moore. Les personnalités, par exemple, d'Evey, de V, du chancelier Sutler donnent peut-être une connotation moins noire à l'œuvre cinématographique.

Nous avons étudié les personnages et les scènes tels qu'ils sont présentés dans le film.

Guy Fawkes et la conspiration des poudres

En 1605, en Angleterre, les catholiques sont une minorité persécutée. Un complot est fomenté, dirigé contre le roi Jacques 1er. Des explosifs sont entreposés dans une cave sous le parlement. L'attentat est prévu le 5 novembre, jour de l'ouverture, par le roi, de la session parlementaire.
Robert Catesby, (l'instigateur), et le soldat de carrière, Guy Fawkes, (qui connaît les explosifs) font partie de la conspiration. Ce dernier est arrêté peu avant la mise à feu, torturé, jugé et pendu.

L'arrestation de Guy Fawkes est commémorée chaque année par les Britanniques, le 5 novembre, avec pétards et feux d'artifices (Guy Fawkes Night, Bonfire Night ou Fireworks Night). Ils allument des feux de joie. Une marionnette à l'effigie de Guy Fawkes est brulée.

V s'inspire de cet événement pour réaliser sa vengeance. Pour lui, Guy Fawkes combat pour la liberté. Même si la vengeance hante l'esprit de V, il combat aussi pour la liberté d'un peuple terrorisé et passif.

Fawkes ose s'opposer au gouvernement. Si le complot n'avait pas été déjoué, il aurait anéanti le roi, sa descendance, et le parlement au complet, le 5 novembre 1605.

Après avoir tué tous les dirigeants du pays, V souhaite faire exploser le parlement le 5 novembre, en musique, et au milieu des feux d'artifice. C'est, en quelque sorte, la revanche de Guy Fawkes.

Autre similitude : l'effigie de Guy Fawkes est brûlée à chaque anniversaire de l'attentat manqué, V a été brûlé lors de l'incendie du centre de détention.

Répliques

Vi Veri Veniversum Vivus Vici, « *Par le pouvoir de la vérité, j'ai de mon vivant, conquis l'univers* » *(*Goethe dans *Faust)*

J'ose tout ce qui sied à un Homme ; qui n'ose point n'en est plus un.(Macbeth William Shakespeare)

Collection : « De l'œil à l'Être »

Les peuples ne devraient pas avoir peur de leurs gouvernements. Les gouvernements devraient avoir peur du peuple. (Thomas Jefferson)

Preuve est faite que visages dévots et pieuses actions nous servent à enrober de sucre le diable lui-même. (Hamlet, de William Shakespeare).

Je drape la vile nudité de ma scélératesse sous quelques vieux haillons volés à l'évangile, et passe pour saint à l'heure où je fais le diable. (Richard III William Shakespeare).

Ignore ce que je suis et procure-moi quelque déguisement qui conviendrait au dessein que je forme (La nuit des rois William Shakespeare).

Ce film contient beaucoup de répliques intéressantes. Je ne pourrai les répertorier sans être contrevenante. Aussi vous demanderai-je de revoir les scènes pour plus de détails. Vous pourrez aussi en retrouver beaucoup sur internet.

Le masque

Au début du film, seul V porte un masque. Ce masque cache aux autres une infirmité et une identité ; mais c'est une identité que V a oubliée lors des expérimentations pratiquées au centre de détention de Larkhill. Pourtant, il est aussi le seul à être proche de lui-même. Il ne le sera vraiment que débarrassé de sa haine, une haine qui le maintient en vie, une haine effacée par l'amour qu'il porte à Evey. Tous les gens qui l'entourent ou qu'il rencontre sont au théâtre d'une vie programmée par les autorités.

Si nous examinons bien nos vies, nous comprendrons que nous aussi, nous portons fréquemment un masque. Cette comédie est parfois consciente, mais nous sommes souvent en représentation sans le savoir. Nous sommes programmés depuis l'enfance à être ce qu'il faut être, à devenir ce qu'il est bon de devenir, pervertis par les lois de l'apparence, altérés par le besoin de sécurité et la peur de l'avenir. Nous sommes persuadés, être ce corps que nous habitons seulement, mais auquel nous nous identifions. Nous oublions ce petit quelque chose, invisible mais présent, ce petit rien, dont la valeur est inestimable.

L'idée, l'homme qui la défend, et le symbole

Les idées naissent dans nos têtes. Elles deviennent des idéaux quand elles nous envahissent au cœur, quand elles nous prennent aux tripes. C'est là qu'elles obtiennent leur indépendance, qu'elles existent par elles-mêmes. C'est là aussi qu'elles ont besoin de nos voix pour s'exprimer, de nos actions pour exister. Elles peuvent sembler disparaître pendant des années, mais ce n'est qu'une illusion, elles attendent le bon support (« *Sous ce masque, il n'y a pas que de la chair* »).

Collection : « De l'œil à l'Être »

Les idéaux peuvent changer le monde, c'est ce qui est dit au tout début du film, puis à la fin. Ils ne meurent pas (« *les idéaux sont à l'épreuve des balles* »).

Ils ont besoin de symboles pour rester vivants, pour frapper les esprits, pour se propager, et ces symboles n'en deviennent, que parce que nous le voulons. C'est nous qui leur donnons leur puissance.

Mais attention ! Quelques-uns baptisent parfois du nom d' « idéal » des objectifs qui ne sont qu'ambitions personnelles, que volonté de puissance.

Vous verrez des parents imposer une voie à leurs enfants pour « leur bien ». Ils ont un idéal pour eux, ils veulent leur bonheur, mais ce « bonheur » peut empêcher leur progression en tant qu'Humain avec un grand H.

Sutler et Creedy tuent, terrorisent, torturent au nom d'un idéal déclaré : le bien de l'Angleterre. Nous l'entendons souvent d'ailleurs dans le film : « L'Angleterre vaincra » ou « l'Angleterre prévaut » selon la traduction que l'on donne. Ils imposent des souffrances à la population, qu'ils ne s'infligent pas. Le seul objectif est le pouvoir.
Aujourd'hui, nos dirigeants nous imposent beaucoup de lois liberticides ….pour notre bien, évidemment !

V impose aussi à Evey les souffrances nécessaires au dépassement de la peur. Les choses sont ici différentes. V connaît ces souffrances, et sait le bénéfice qu'il en a tiré. Il impose le prix de la liberté. Il prend le risque de perdre Evey en lui permettant d'évoluer spirituellement.

V impose son discours à la télévision. Il donne une chance à la population de se libérer.

Imposer aux autres

Avec l'initiation d'Evey, nous en venons à nous demander ce que nous pouvons imposer aux autres. En principe Rien ! Nous sommes mis, pourtant, devant des situations où nous pouvons, ou nous devons le faire. Les règles essentielles sont alors : le respect et la responsabilité.

La notion de respect semble facile à appréhender : respecter c'est avoir de la considération. Cette simplicité est apparente, car tout dépend de notre vision des choses.

Certains verront, en l'autre, l'être de chair de cette incarnation. Cette vision restreinte mènera, le plus souvent, à faire des choix pour l'autre, à décider de ce qui est bon pour lui, à l'enfermer dans une certaine conception du bonheur, une conception terrestre qui emprisonne au lieu de libérer.

Pour intégrer le respect total de l'autre, il est souhaitable d'avoir une vue plus globale de ce qui nous entoure.

Chaque être vivant a une forme, un esprit et une âme. Chaque incarnation a un but : évoluer. Chacun apparaît sur terre avec une histoire et un passé, avec un but à atteindre, avec des principes à intégrer. La vie que nous me-

Collection : « De l'œil à l'Être »

nons, les événements de notre parcours, les choix qui nous sont donnés de faire, ne sont pas les fruits du hasard, mais les manifestations d'un plan établi avec notre consentement.

Chaque fois qu'il nous faut faire le choix d'imposer à quelqu'un (il s'agit ici d'un choix apparent), nous devons respecter l'autre, sa nature entière, ses possibilités d'évolution (Le véritable choix réside dans le respect ou pas). Nous ne connaissons pas consciemment les buts de son incarnation, et nous devons rester connectés à ce quelque chose intérieur, qui lui, sait.

Nous devons aussi nous respecter, et se respecter c'est comprendre quelles sont nos responsabilités. La moindre de nos actions déclenche toute une succession d'événements, c'est l'effet papillon. Nous pouvons blesser quelqu'un en lui imposant nos normes du bonheur, même s'il nous semble que nous lui donnons tout. Nous faisons en même temps notre malheur, puisque nous en sommes responsables.

Certains sont totalement irrespectueux et inconscients de leur responsabilité. Ce sont des égocentriques qui imposent aux autres des souffrances qu'ils ne sont pas capables d'endurer (le chancelier Sutler, Creedy).

D'autres ont une semi-conscience de leur responsabilité. Ils imposent des règles qu'ils ne suivent pas. C'est le « fais ce que je dis mais ne fais pas ce que je fais ».

D'autres encore ne donnent pas le respect, tout en pensant qu'il l'accorde, et donc, se respecte encore moins. Ce sont tous ceux qui nous « veulent du bien ».
Il y a encore ceux, qui, quelque part, ont une parfaite conscience de leurs responsabilités, même si l'on peut croire le contraire, même si tout cela est inconscient. Mais ils ne veulent absolument pas les assumer. Ils les fuient en n'imposant jamais rien.

La solution est dans l'équilibre, dans la sagesse. Il s'agit d'imposer par amour. C'est loin d'être facile. Ceux qui en sont capables sont rares. Il leur faut un certain courage, car ils ne savent pas si leurs actions auront un résultat (V ne sait pas si Evey parviendra à dépasser sa peur). Ils ne savent pas non plus s'ils tiendront, eux-mêmes, jusqu'au bout (voir la réplique de V après la colère d'Evey).

Ce qui, par contre, ne fait, aucun doute, c'est le prix immédiat qu'ils auront à payer. C'est, par exemple, V qui perd Evey, au moins dans l'instant.
Ce qui ne fait aucun doute, c'est l'incompréhension dont ils font l'objet, de la part des observateurs, et du « bénéficiaire », car nous vivons dans un monde de normes où il vaut mieux avoir l'air d'aimer que d'aimer vraiment.

La meilleure illustration des deux façons d'imposer est claire, dans le film, au moment du discours de V. Nous avons un révolutionnaire qui impose son discours dans un but de libération, et des dirigeants qui imposent LEUR

Collection : « De l'œil à l'Être »

information pour le bien du peuple (même si la sauvagerie est des deux côtés !!!)

Le discours de V à la télévision

V intervient à la télévision pour inviter la population de Londres à se rendre au parlement un an plus tard. Pour cela, il a bien évidemment été obligé de s'imposer par la force. Les mots, les phrases de ce discours sont très importants.

Les premiers propos seront pour le confort que les Londoniens aiment, que V aime aussi, que nous aimons tous. Quoi de plus rassurant que la routine.

V enchaîne ensuite sur la proposition d'une conversation et insiste sur le fait qu'elle ne peut être appréciée par les autorités. Pourquoi ? *« Parce que même si l'on peut substituer la matraque à la conversation, les mots conserveront toujours leur pouvoir ».* C'est pour cela que, partout dans le monde, quelle que soit l'époque, les états totalitaires ont toujours enfermé les intellectuels, ont brûlé les libres et les journaux, ont toujours interdit les rencontres et les réunions.

V fait ensuite le constat de l'oppression, de la censure, de la perte des libertés. Il met les Londoniens devant leurs responsabilités. Car s'il a fallu un dictateur pour diriger cette oppression, tous ont accepté, tous se sont soumis à la poigne de cet homme. V demande à chacun de regarder la vérité en face. Même si les guerres, la terreur et les maladies ont développé des peurs insupportables, chacun est consentant à la docilité. V leur dira *« La peur a pris ce qu'il y a de meilleur en vous »*.

Avant le rendez-vous final, il reviendra sur le pouvoir des mots : *« justice et liberté sont plus que des mots, ce sont des principes »*. C'est la conscience de ce pouvoir que V va réveiller au cœur de ceux qui l'écoutent. C'est la profondeur du sens véhiculé par les mots que V souligne pour mieux convaincre son auditoire.

Le mot responsabilité doit prendre tout son sens. Le but n'est pas de leur faire prendre conscience qu'ils sont aveugles et sourds, mais <u>qu'ils veulent l'être</u>.

Ce discours fait partie d'une fiction cinématographique, mais il s'adresse aussi à chacun d'entre nous. Il n'est pas un jugement, il pose une question. Nous pouvons essayer d'y répondre. Il pose aussi le problème de la résistance à l'oppression et celui de la révolte. Seuls, nous ne pouvons pas grand-chose. C'est ensemble que nous pouvons tout (le meilleur exemple est ici encore la Tunisie, même si, à ce jour, rien n'est encore gagné).

Faire régner la peur pour avoir le pouvoir

C'est une méthode vieille comme le monde, comme celle de diviser pour régner. Nous voyons dans le film comment la censure est exercée : plus de livres, plus d'art, plus de culture en général. Le couvre-feu est instauré le soir, les regroupements sont ainsi limités. Toute contestation est sanctionnée. Les arrestations sont arbitraires.

On peut deviner tout au long du film comment la dictature a été mise en place, comment elle perdure : la désignation de boucs émissaires, les menaces sournoises, les risques d'attaques terroristes ou de conflits armés, le monopole de l'information. On apprend ensuite l'horrible vérité, la propagation intentionnelle d'un virus faisant des milliers de victimes, et la découverte de l'antidote, au prix de la vie de malheureux cobayes.

Alan Moore et David Lloyd, puis James McTeigue, nous montrent ce qui a existé, et ce qui est encore possible, comment cela est arrivé, et comment cela pourrait se reproduire.

Quatre ans après la sortie du film, bien des choses ont changé dans le monde, et dans notre pays en particulier. Ces changements étaient déjà visibles en 2006, certes, mais si habilement mis en scène qu'il était peut-être difficile d'y croire. Nos dirigeants actuels parlent d'évolutions, d'adaptation, de mesures indispensables, un langage que nous reconnaissons dans celui de Sutler. Mais il n'y a qu'un mot pour qualifier ce que nous vivons : régression, régression politique, économique, sociale, intellectuelle. Et nous perdons, jour après jour, nos libertés. J'exagère ? Si peu, je le crains !

Le mot démocratie ne serait-il qu'un son dont quelques-uns se prévalent en le vidant de sa substance ? Mais V vous dirait qu'il est plus qu'un mot, il est un idéal.

Comme dans le film, nous acceptons de perdre nos libertés pour avoir la sécurité. Comme dans le film, certains dangers sont réels, mais sont montés en épingle pour mieux nous asservir. D'autres ne sont que pures inventions ou détournements. Nous n'en sommes pas encore à avoir une seule chaîne de télévision contrôlée par le pouvoir, mais la presse n'est pas vraiment ce qu'elle devrait être puisqu'elle appartient à des groupes puissants, amis du pouvoir, et que l'on ne doit pas contrarier. Partout règne une fausse liberté de paroles dans des débats téléguidés où résonnent toujours les mêmes voix, des voix dociles qui donneront les justifications scientifiques, économiques, philosophiques aux mesures gouvernementales, mesures appauvrissant le plus grand nombre au grand bénéfice de la minorité déjà richissime.

Bien sûr, les arrestations arbitraires ne sont pas encore fréquentes, mais elles existent déjà sous des formes élaborées.

Bien sûr, nous avons encore une justice indépendante, mais pour combien de temps. La suppression du juge d'instruction en sonnera le glas.

Tous les contre-pouvoirs existants sont éliminés un par un et tranquillement. Toutes les mesures d'asservissement à la loi du marché passent sans problème. Toutes celles qui mettent en danger nos libertés sont votées pour notre bien.

Pendant ce temps, la presse s'empare des petits mots des uns, des réflexions des autres, de la vie privée de celui-ci, puis de celle-là.

Pendant ce temps, on nous habitue à croiser des hommes en armes dans les rues pour nous protéger des attaques terroristes, à être surveillés grâce aux caméras de « protection », à pouvoir être repérés dans l'espace grâce aux téléphones portables « indispensables » à la communication. On nous habituera à l'idée de porter une puce contenant toutes les informations nous concernant en l'expérimentant d'abord sur les gens malades.

Nous acceptons tout cela au nom du « tout sécurité » car la peur suscitée, entretenue, amplifiée, nous enferme, nous isole, limite notre capacité de jugement, nous rend dociles et prêts à entrer dans un troupeau asservi.

Nous sommes encore en démocratie, mais une démocratie bien malade. Nous ne vivons pas encore sous le joug d'une dictature mais n'en prenons-nous pas le chemin ? Le soutien de nos dirigeants à l'autorité répressive lors des émeutes en Tunisie, puis leur volte-face après la victoire du peuple n'est-elle pas un indice supplémentaire ?

Les visions de Finch

Même s'il est programmé par le système, Finch est intuitif. Il devine ce qui pourrait se passer. Il imagine aisément le petit incident qui pourrait déclencher le pire. Pour lui aussi, arrêter V c'est assurer la sécurité de la population, car c'est lui éviter les représailles de Sutler. On voit ici comment la notion de sécurité n'est plus la même. Au début, les gens se protègent des attentats, de la maladie, etc. Le gouvernement est maintenant devenu le danger, mais il est trop tard. Pas pour V heureusement. V devine aussi ce qui arrivera à cette population se dirigeant vers le parlement. En abattant les têtes du pouvoir, la tuerie ne peut pas avoir lieu.

Lors de sa visite à Larkhill, Finch perçoit aussi les liens qui unissent les êtres humains entre eux, et ceux qui lient les événements et les hommes. Il devine les lois de causes à effets, les enchaînements en entraînant d'autres. Il n'y a pas de hasard. Mais peut-être ne voit-il pas que c'est V qui arrêtera le cycle pour en commencer un autre. Il reste tout de même à l'extérieur de lui-même. Contrairement à Evey, il est encore habité par la peur, même si elle diffère de celle de la population.

Dieu est dans chaque goutte de pluie

Avant que V lui impose sa fausse incarcération, Evey est enfermée dans ses peurs. Elle subit les mêmes contraintes que la population, mais elle est, en plus, traumatisée par les chocs de son enfance. Elle reproduit systématiquement les mêmes gestes lorsqu'elle est en danger (elle se cache sous le lit lors de l'arrestation de Gordon, ou sous un meuble lors de l'assaut de la BTN). Il en est de même pour chacun de nous, les événements traumatisants reviennent tant que nous n'avons pas résolu le problème. Et le problème est en nous.

En affrontant ses peurs, en s'affrontant elle-même, Evey se libère. Elle prend conscience d'elle-même, des autres, des liens qui les unissent, des effets qui découlent des causes. Elle comprend l'univers entier en se comprenant elle-même. Rappelons-nous que chaque corps, chaque molécule, est un univers à lui seul. Quand nous en assimilons un, nous les assimilons tous. Mais cela est plus facile à dire qu'à faire. Une fois libérée de ses peurs, Evey pourra comprendre la phrase de Valérie : Dieu est dans chaque goutte de pluie.

Valérie était déjà un être évolué et sa dernière épreuve l'a mené à l'amour inconditionnel. Cet amour-là n'est pas celui que l'on donne à un parent, un enfant, un époux. Il les englobe tous puisqu'il est à l'origine des autres. Il est conscience profonde et expérimentée dans la chair, de ce que chacun est l'autre, de ce que chaque être incarné est une parcelle divine, mais qui a oublié qu'elle l'est.

Ce que j'ai subi a fait de moi ce que je suis.

C'est la réplique de V à Evey. Tout effet a une cause. Ce principe s'applique aussi à nos personnalités. Notre comportement, notre caractère, nos réactions « naturelles » sont le résultat de ce que nous vivons et avons vécu, et de ce que nous sommes intrinsèquement.

Certaines de nos caractéristiques sont toutefois dites innées. Elles résultent pourtant, elles aussi, d'une cause, mais une cause plus lointaine et oubliée. Nous dirons qu'elles sont karmiques.

Notre personnalité se forge ensuite au fil des événements. Nos comportements ne dépendent pourtant pas de ces événements mais de la façon dont nous les percevons. Si nous nous situons au niveau de nos incarnations, il n'y a pas UNE vérité mais DES vérités. Pour le même fait, de multiples interprétations sont possibles (voir aussi le film « Simon Werner a disparu »).

Examinons le cas d'Evey. Enfant, elle vit le traumatisme du décès de son frère, elle vit dans un climat de peur instauré par l'état totalitaire, elle vit la peur de perdre ses parents. Quand ces derniers sont arrêtés, elle gardera en mémoire la recommandation de sa mère de se cacher, et, en même temps, l'inutilité de cette solution. La solution lui est donnée par le pouvoir : la soumission. C'est ainsi qu'elle reproduit le même schéma : sa première réaction est de se cacher, puis de se « racheter ». C'est la peur qui, chez elle, est restée figée ou entretenue. Ce qui engendrera la lâcheté et le conformisme.

Le cas de V. Nous ne savons rien de sa vie avant son arrestation. Il a peut-être eu peur, lui aussi. Lui seul survit aux multiples expériences pratiquées au camp de Larkhill. Dans sa cellule, il est envahi, peu à peu, par la haine, puis après la mort de Valérie, par le désir de vengeance. La haine et le désir de vengeance sont les moteurs puissants qui le maintiennent en vie, qui lui donnent l'intelligence diabolique des divers plans échafaudés. Elles sont sa raison de vivre. La sauvagerie de ce qu'il a subi a engendré une sauvagerie équivalente. Mais la force de sa résolution vient de Valérie, même si elle ne l'a pas voulu ainsi.

Le cas de Valérie. Valérie a appris des souffrances de sa vie, mais c'est un être pur. Elle a sans doute eu peur, elle a peut-être éprouvé de la haine, mais elle est maintenant sereine devant sa propre mort. On pourrait penser qu'elle est soumise, elle aussi. Mais il ne s'agit pas de cela. Il ne s'agit pas, non plus, de résignation. Tous les événements de sa vie l'ont amenée à comprendre « l'humain » dans ce qu'il a de positif et de négatif. Elle ne s'est jamais conformée à la norme et a payé le prix du choix de l'intégrité. La dernière épreuve la menant à l'amour le plus pur, elle peut laisser son corps.

Les trois personnages ont chacun une perception des événements et de leurs souffrances. C'est cette perception qui va déterminer leurs actions, la soumission ou la révolte, l'acceptation ou le refus, la lâcheté ou l'héroïsme.

L'amour donné et l'amour reçu

Tout est contenu dans la réplique de V : *« C'est le plus beau cadeau que vous pouviez me faire ».* (Voir aussi la chanson de Daniel Balavoine *« Aimer est plus fort que d'être aimé »*).

La grande erreur que nous devons corriger dans nos vies est notre désir d'être aimé. Le but doit être d'aimer, et de comprendre ce que ce mot veut dire. Un mot est toujours trop étroit. Formuler, c'est limiter.

Beaucoup de gens disent aimer, mais ils oublient le petit « s apostrophe », qui les confine dans l'ego. Ils s'aiment en tant qu'incarnations, en tant qu'êtres de chair, et non en tant qu'êtres incarnés, en tant qu'esprits cherchant l'évolution. Alors nous pouvons nous dire que nous commettons cette erreur aussi parfois, et même souvent. L'amour ne prend pas, il donne.

L'Amour avec un grand A est à la source de tous les autres amours et il les contient tous. Il est en même temps une paix intérieure et profonde, mais une paix qui peut être troublée par les tumultes de l'ego.

Celui qui aime vraiment n'a rien à prouver. L'amour Est, tout simplement. Il est tout puissant et permet de grandir et de faire grandir. Il peut tout guérir.

Collection : « *De l'œil à l'Être* »

À L'ÉCOUTE DES AUTRES
À L'ÉCOUTE DE SOI

Chacun de nous est, un jour ou l'autre, confronté au problème de devoir aider quelqu'un (ami, collègue, voisin, simple connaissance).

Certains d'entre nous font partie d'associations et apportent leur soutien aux autres quotidiennement.

Après avoir conseillé la consultation d'un médecin ou d'un psychologue, vous pourrez vous rendre compte que cela convient, ou suffit, à certains, mais pas à d'autres. Ceux à qui cela ne convient pas ont surtout besoin d'écoute.

Cette rubrique a pour but de soulever certains problèmes que nous pouvons rencontrer dans nos relations à l'autre, qu'elles soient amicales ou professionnelles, bénévoles ou rémunérées.

Les lignes qui suivent donnent des pistes que vous êtes libres de suivre ou pas. Ce ne sont que des pistes car vous devez faire confiance à votre intuition.

Vous vous retrouverez devant des cas identiques, mais aussi devant d'autres, ayant l'apparence de la similitude dans leurs effets, mais qui se révéleront profondément différents dans leurs causes. Le but étant de soigner les causes, les méthodes seront différentes.

Faites-vous confiance tout en ayant un œil sur votre ego.

L'ego est comme un enfant capricieux qui cherche à avoir le dernier mot. Il vous soufflera que vous connaissez déjà ce cas, que ce sera facile, et quelques fois même, que vous êtes le meilleur. Parfois aussi, il vous dira que vous ne trouverez jamais, et que vous êtes nul.

Vous devez bien entendu, ne pas oublier ce que vous connaissez, mais tout doit être bien rangé dans un tiroir entrouvert, prêt à être ressorti. Vous devez toujours considérer le cas que vous avez devant vous comme inédit. C'est ainsi que vous éviterez les erreurs d'appréciation.

Vous devez savoir que vous ne savez rien, même si votre ego vous dit que vous savez tout.

Essayez de comprendre la personne que vous avez devant vous. Faites-le, pour elle, et à travers elle. Devenez empathique et vous trouverez ce qu'il faut dire. Vous entendrez ce qui se cache derrière ses mots à elle, derrière ses silences, ses larmes et ses rires.

Souvenez-vous que cette personne est un autre vous-même. Si elle éprouve des émotions, vous en éprouvez aussi et si vous sentez les siennes, elle sent aussi les vôtres.

Si vous essayez de guérir, de soigner, alors ce sera l'échec ou la semi-réussite. Guérir ou soigner vient toujours en second. C'est le résultat de votre empathie.

Chaque fois que vous voulez guérir ou soigner pour faire le bien, vous êtes dans l'ego, car nul ne sait où sont le bien et le mal.
Quand vous êtes dans la compassion (je n'ai pas dit la pitié) vous laissez l'autre choisir sa voie, vous l'aidez à ouvrir, chez lui (ou elle), le passage qui lie le corps et l'esprit.

Profitez de ce travail pour progresser vous-même. Quand le patient est parti, demandez-vous ce qu'il vous a donné, ce qu'il vous a appris de vous-même, ce qu'il vous a permis de comprendre et peut-être même ce qu'il a guéri en vous. Quand le travail devient échange, il est doublement réussi.

V pour Vendetta - Vi Veri Veniversum Vivus Vici

Collection : « De l'œil à l'Être »

Aider les autres à dépasser les événements traumatisants

Voyons d'abord le schéma simplifié des étapes de guérison
Cas d'un événement isolé et conscient. (Voir page suivante)

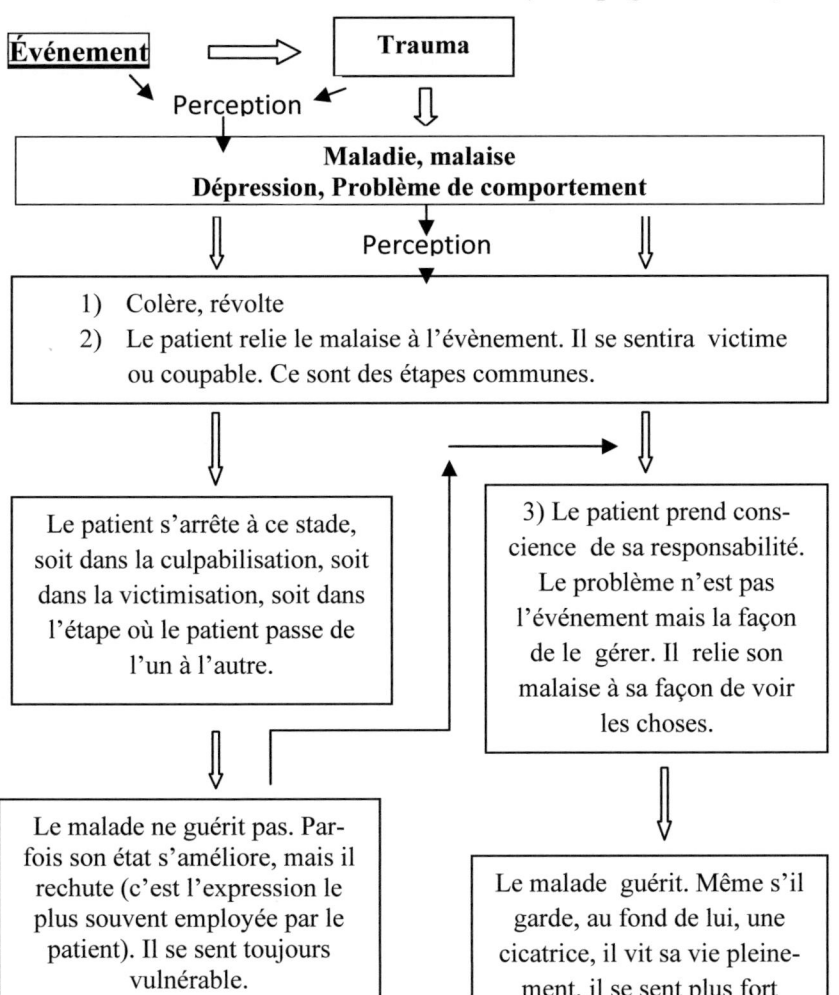

Ce schéma nous donne une vue, certes simplifiée, du processus de guérison. Nous prenons le cas d'un événement isolé et conscient. Nous pouvons aménager ce schéma, par exemple, si les chocs se répètent ou se sont répétés, ou encore, quand l'inconscience de l'événement est totale ou partielle. Mais la base reste la même. Gardez ce schéma en tête il vous aidera à vous repérer, mais sachez nuancer.

Notez que quand la maladie découle directement de l'événement (je reçois un coup sur la tête ⟹ J'ai une plaie), trauma et maladie se confondent. Votre travail n'est pas là. Il est dans les phénomènes secondaires qui découlent de la perception du patient (la plaie ne cicatrise pas, maux de tête persistants par exemple). Votre travail sera aussi utile quand trauma et maladie <u>semblent</u> se confondre.

Dans les cas qui nous intéressent, rappelez-vous que la maladie fait partie du processus de guérison. L'erreur serait d'essayer de se polariser sur la maladie. La maladie est un signal. Elle appelle l'attention sur la blessure intérieure à laquelle la victime ne pourrait survivre sans une manifestation concrète. Elle nous donne des indications importantes sur la nature du trauma, sur les particularités de la perception de l'événement, et nous guide de l'individu de chair à l'Être incarné.

Dans le schéma, l'étape maladie n'est pas numérotée car nous n'avons pas d'impact direct sur elle. Seul le médecin a un rôle à ce niveau. Nous agirons sur toutes les autres manifestations pour réduire la blessure. L'appel au secours (maladie) s'arrête quand sa perception ou la perception de la blessure (trauma) est comprise.

Autres étapes. Un choc psychique ou physique laisse parfois des traces profondes chez certains patients. Malgré vos recommandations, quelques-uns se seront refusés à toute consultation chez un psychologue, d'autres viendront après en avoir vu un ou plusieurs.

Pour les premiers, vous commencerez par faire ce que le spécialiste aurait fait, et vous vivrez avec eux la colère, puis la phase de victimisation et celle de la culpabilité. Vous entreprendrez ensuite de dépasser ces phases pour entrer dans la responsabilité (phase 3).

Pour les seconds, après avoir bien établi l'étape où ils se trouvent, vous pourrez entreprendre directement la phase 3 du travail. (Voir schéma)

Cette phase d'entrée en responsabilité est très délicate. Le mot **responsabilité** est souvent mal pris par le patient en crise. Il lui donnera une connotation inquiétante. Il ne fera pas la différence avec la culpabilité. Aussi faudra-t-il éviter de le prononcer dans l'immédiat. Vous serez un peu, un professeur qui, après une démonstration géométrique, énoncera un théorème qu'il finira par nommer.

Culpabilité – Culpabilisation (étape 2)

Culpabilité : Sentiment de faute ressenti par un sujet, que celle-ci soit réelle ou imaginaire. (Définition du dictionnaire Larousse).

La culpabilité sera parfois reconnue par le thérapeute, mais totalement ignorée du patient. D'autres fois, elle sera totalement consciente. La culpabilisation est l'action de rendre ou se rendre coupable (la faute étant réelle ou pas). Faute réelle ou pas, le patient peut stagner dans la culpabilisation. Malgré la souffrance qu'elle engendre, cette culpabilisation enferme dans une bulle protectrice. La souffrance de la culpabilisation est la pénitence que le malade s'impose, c'est une façon de se punir. La personne se juge, se fait des reproches, mais elle ne s'assume pas. Tout cela est, bien évidemment, orchestré habilement par l'ego.

Victime – Victimisation (étape 2)

Quand le patient s'extrait de la culpabilité, il sombre dans la victimisation. C'est Calimero.

La victimisation est le sentiment excessif et exagéré d'être une victime. (Définition : www.docteurclic.com). Là aussi, le fait de rester une victime protège le patient. Du moins, c'est ce que son ego l'engage à croire.

Beaucoup de patients restent bloqués à ce niveau, et quelques fois même, en croyant être guéris. C'est le niveau le plus confortable.

C'est aussi ici qu'on trouve le plus de patients qui savent qu'ils ne sont pas guéris, qui sont demandeurs de soins, mais ne veulent pas guérir. Tout cela est évidemment inconscient. Il s'agira, alors, de les repérer le plus vite possible, pour leur donner d'abord, envie de guérir. Si vous ne procédez pas ainsi, non seulement votre échec est inévitable, mais vous vous exposez à des rejets parfois avec violences et insultes. Ce n'est pas nouveau, beaucoup de thérapeutes ont subi ces agressions. C'est une expérience difficile, soyez donc vigilants.

Cercle vicieux (étape 2)
Victimisation – culpabilisation

Les étapes : culpabilisation et victimisation sont normales et même obligatoires. Le problème vient de l'installation plus ou moins consciente du patient dans la boucle qui s'est formée. Il culpabilise pour sortir de son état de victime, puis devient victime pour ne pas être coupable. C'est encore l'œuvre de l'ego.

Nous retrouvons Evey dans cette étape. Elle culpabilise car elle n'est pas aussi courageuse que ses parents. Elle reconnaît sa peur et la justifie par les événements dont elle et ses parents ont été victimes.

Nous pouvons deviner ici la difficulté que nous aurons à faire passer le malade à un autre niveau puisque tout ce qu'il énonce est vrai.

Responsabilité – Responsabilisation

Quand le patient stagne à l'étape de la culpabilisation, à celle de la victimisation, ou encore à celle qui le fait tourner en rond, il accepte d'être malade.

Il associe sa maladie à l'événement (ou au choc) et il veut croire à cette inéluctabilité. Inconsciemment, il refuse sa responsabilité en ignorant la phase de perception.

Responsabilité : *Obligation ou nécessité morale de répondre, de se porter garant de ses actions ou de celles des autres.* (Définition du dictionnaire Larousse)

Laissons parler Krishnamurti « *Il faut comprendre toute la signification du mot responsabilité. Il vient du verbe répondre; réagir, non pas partiellement mais totalement. Le mot implique aussi de se référer au passé: réagir à ce qui constitue votre arrière-plan, ...* »

Le mot responsabilité fait peur et on comprend pourquoi. Il est demandé au patient de s'assumer.

Rester bloqué dans la culpabilisation, dans la victimisation, ou dans le cercle culpabilisation/victimisation, est une manière de fuir, c'est une façon de se tourner le dos.

Être responsable, assumer ses responsabilités, c'est se regarder en face, c'est avoir la conscience de soi. La véritable conscience de soi libère de la domination de l'ego. Il ne s'agit pas d'éliminer l'ego, mais de vivre en bonne entente avec lui. Pour la plupart d'entre nous, nous n'avons conscience que de l'extérieur, que de ce que nous pouvons toucher ou voir, de ce qui a des contours et des formes. Ce qu'il y a de plus intime en nous échappe à notre conscient. Nous pensons décider de nos vies, mais c'est l'ego qui mène le jeu. C'est lui qui nous fait admettre les codes et le conditionnement comme la normalité, et même comme ce qui va nous éviter tout danger, d'où la peur du changement. Dans la thérapie, avoir une attitude responsable ne prend pas directement la faute en compte (réelle ou pas). Devenir responsable, c'est comprendre comment le malaise dépend de notre façon de voir les événements, il dépend de la manière dont nous nous percevons.

Comment faire

Maladie, malaise Dépression, Problème de comportement

= ⇐

Manifestation concrète du trauma

= ⇐

Résultante de notre perception de l'événement à travers celle que nous avons de nous-mêmes.

Au risque de vous décevoir, chers lecteurs, je n'entrerai pas dans la liste des vendeurs de méthodes. Il n'y a pas vraiment de méthode ou alors il y en a beaucoup. Si vous comprenez le schéma qui précède, alors vous saisirez pourquoi. Chaque cas est particulier bien qu'il y ait une base commune. Nous sommes tous différents, mais nous avons tous un fonctionnement de base identique.

Vous trouverez dans mes livres, et particulièrement dans la « Collection de l'œil à l'Être », des outils pour comprendre le fonctionnement humain et le fonctionnement du monde, et c'est avec cette compréhension, avec votre sensibilité, avec votre intuition, et surtout avec la compassion et donc l'amour de l'autre, que vous trouverez la méthode qui convient à chaque patient. Il vous faudra donc beaucoup de souplesse.

Je donnerai des exemples comme d'habitude, mais je n'exposerai pas les cas de façon très détaillée. Ce serait bien trop long. Je vous décrirai ici quelques situations partielles et courtes, mais que vous rencontrerez certainement.

Dans le film. V utilise une méthode violente pour sortir Evey de ses peurs. V ne connaît que la violence. Evey aussi d'ailleurs. Elle résiste à la torture sans savoir pourquoi. C'est Valérie qui lui donnera la solution par cette lettre si poignante. À première vue on pourrait dire que Valérie l'aide à résister. Quelque part, ce n'est pas faux. Mais Evey résiste déjà et les mots de Valérie l'aideront à comprendre pourquoi elle le fait. Elle ne l'aide pas à faire un choix, car le choix est déjà fait, elle lui fait comprendre pourquoi elle a fait ce choix. Et c'est le plus important.

Aider l'autre va consister à être un peu V et un peu Valérie. Il ne s'agit pas de tondre vos patients ni de les torturer. Il ne s'agit pas non plus de leur envoyer des lettres anonymes. Il s'agit de comprendre comment, au moment opportun, les mots et les actions utilisés engendrent une réaction chez celui qui les écoute ou les subit. Il est important d'analyser les situations de façon à ne pas s'accrocher aux motifs apparents, à déceler le « caché » sous l'évidence.

Noémie a une cinquantaine d'années. Elle se sent totalement déprimée. Elle a été trompée par son mari et a décidé de le quitter, il y a une quinzaine d'années. Dépressive, elle a été suivie par un psychologue et croyait être guérie. Mais aujourd'hui elle n'en est plus certaine. Après son divorce elle a beaucoup grossi. Elle est d'accord sur le fait qu'elle compense une carence affective. Pourtant, on sent autre chose en elle.

La discussion continue. J'apprends alors que son mari a toujours eu une situation sociale enviable, et que, pendant les années de vie commune, elle appréciait sa vie mondaine. On sent alors son ego se réveiller quand elle raconte ce qu'elle était, mais aussi, quand elle se pose en victime.

Il s'agit ici de travailler d'abord sur l'analyse de la prise de poids, puis celle de la dépression, car on peut deviner qu'elles seront les mêmes. La solution évidente est : Noémie compense le manque affectif. C'est une bonne solution, mais elle est incomplète. Le motif caché est : Noémie prend du poids pour prendre l'importance qu'elle avait, elle avait un poids dans la société d'alors.

Elle prend du poids pour comprendre qu'elle est obligée d'exister par elle-même, et non par son mari. Elle prend de la place. Elle entre en dépression pour oublier qu'elle n'existe plus, puisque c'est son mari qui lui permettait d'exister.

Le travail va ensuite se porter sur ce que veut dire exister et Noémie sera bien obligée d'avouer que jusqu'à maintenant, exister n'avait de sens que par le regard des autres sur son couple, ou sur elle, à travers son couple.

Dans ce genre de situation et sous l'influence de l'ego, il y a souvent une peur d'être, et surtout une peur de n'être rien. Le sujet va donc se placer dans la lumière de quelqu'un d'autre.

La responsabilité de Noémie est de ne jamais avoir voulu, ou su, exister par elle-même, d'avoir eu peur d'exister. Et quand on ne sait pas qu'on existe, on ne peut pas demander aux autres de le savoir pour vous. Jusqu'à présent, elle était la femme de …. Pour son mari, elle était SA femme. Noémie le vivait ainsi le plus naturellement du monde.

Ici la situation est délicate. On insistera sur le fait qu'il n'y a pas vraiment faute mais inconscience, chez elle comme chez lui, inconscience où le conditionnement et la programmation ont leur importance.

Le travail a continué, évidemment, même si nous nous arrêtons là. Le regard de Noémie sur la femme qu'elle a été, sur l'être qu'elle est réellement, devait changer. Tout s'est joué autour de la connaissance du soi véritable.

Collection : « De l'œil à l'Être »

Stéphane est harcelé par son patron par le biais de petites phrases assassines, de réflexions désobligeantes, qui le blessent. Il se sent affaibli, perd sa confiance en lui, commet des erreurs qu'il n'aurait jamais faites auparavant. Il se tait, mais il se demande s'il ne serait pas plus judicieux de répondre, au risque d'être licencié. Je lui explique que c'est ce qu'attend son patron. Il attend la faute, soit professionnelle, soit relationnelle. Stéphane prend un air découragé.

S. Je n'ai plus qu'à partir.

Y. Peut-être ! Mais si vous ne comprenez pas vos propres erreurs, cela recommencera ailleurs.

S. Mais ! Ce qu'il me reproche est totalement faux !

Y. C'est évident ! Ces gens-là vous adressent toujours les reproches qu'ils pourraient se faire. Votre erreur est d'accepter, parce que vous doutez de vous. Quand vous me racontez les faits, vous ne doutez pas, mais quand il est face à vous, c'est différent. Le doute est une bonne chose en soi. C'est lui qui vous fait progresser. Il devient négatif quand il s'accompagne d'une peur ou d'une angoisse.

S. Je n'ai pas l'impression d'avoir peur !

Y. C'est qu'il s'agit de la peur au sens large. Par exemple : quand vous ne voulez pas perdre votre emploi, vous avez peur de le perdre. Même si vous savez que vous pouvez rebondir, le licenciement est un choc. Un autre exemple : espérer que votre patron ne vous fera pas de réflexions est aussi une peur qu'il vous agresse. Le reproche devient une agression quand il s'accompagne de cynisme ou d'autorité. Plus vous les craignez, plus les agressions ont une prise sur vous, plus le pouvoir de votre agresseur augmente.

S.   Comment faire ?

Y.   C'est difficile ! Il faut regarder votre patron autrement. Il vous fait souffrir parce qu'il souffre. Et vous souffrez parce que vous acceptez de prendre, de porter cette souffrance qui n'est pas la vôtre. Dès qu'il sentira qu'il n'a plus de prise sur vous, votre patron doutera. C'est là qu'il faudra lui parler. C'est là aussi que vous pourrez partir si vous le souhaitez encore.

La responsabilité de Stéphane réside dans la perception qu'il a de la situation qu'il croit refuser. Nous devinons qu'en réalité, il a fini par accepter les reproches, puisque, quand je lui conseille de comprendre ses erreurs, il me rappelle que ce qui lui est reproché est faux, ce dont je n'ai jamais douté.

Collection : « De l'œil à l'Être »

CONCLUSION

Nous voici à la fin de notre voyage dans l'univers de « V pour Vendetta ». Nous n'avons fait qu'aborder les messages contenus dans ce film tant ils sont nombreux.

Les auteurs soulignent ici habilement les dangers que représentent des dirigeants diffusant la peur, pour obtenir et garder le pouvoir. Nous ne pouvons que nous poser des questions sur notre société qui acceptent bien trop de lois liberticides au nom de notre sécurité.

Ce film est aussi l'occasion, pour nous, de comprendre, comment la peur, mais aussi toutes les émotions peuvent devenir destructrices. Il nous interroge aussi sur les motivations de nos actes, parfois autoritaires, ou sur nos attitudes, souvent passives.

C'est en nous responsabilisant que nous pouvons nous dépasser. Mais avant de chercher les responsabilités, il est important d'analyser les situations, nos actions et réactions, afin de discerner le faux, du vrai, « le caché » et « l'apparent ».

Et pour cela, il nous faudra ôter nos masques.

V pour Vendetta - Vi Veri Veniversum Vivus Vici

Collection : « De l'œil à l'Être »

Table des matières

LA COLLECTION « DE L'ŒIL A L'ÊTRE »	- 7 -
INTRODUCTION	- 11 -
SYNOPSIS ET FICHE TECHNIQUE	- 13 -
Synopsis	- 13 -
Fiche technique	- 13 -
Distribution	- 15 -
ENVIRONNEMENT	- 17 -
LES PERSONNAGES	- 19 -
Premier aperçu	- 19 -
Les personnages :	- 20 -
Les personnages comparés	- 23 -
LES SCÈNES	- 25 -
COMPRENDRE	- 37 -
La bande dessinée	- 39 -
Guy Fawkes et la conspiration des poudres	- 39 -
Répliques	- 40 -
Le masque	- 41 -
L'idée, l'homme qui la défend, et le symbole	- 42 -
Imposer aux autres	- 44 -
Le discours de V à la télévision	- 47 -
Faire régner la peur pour avoir le pouvoir	- 48 -
Les visions de Finch	- 51 -
Dieu est dans chaque goutte de pluie	- 52 -
Ce que j'ai subi a fait de moi ce que je suis.	- 53 -
L'amour donné et l'amour reçu	- 55 -
À L'ÉCOUTE DES AUTRES	- 57 -
Aider les autres à dépasser les événements traumatisants	- 61 -
Schéma simplifié des étapes de guérison	- 61 -
Culpabilité – Culpabilisation (étape 2)	- 63 -
Victime – Victimisation (étape 2)	- 64 -
Cercle vicieux (étape 2) Victimisation – culpabilisation	- 65 -
Responsabilité – Responsabilisation	- 65 -
Comment faire	- 67 -
Noémie	- 69 -
Stéphane	- 71 -
CONCLUSION	- 73 -

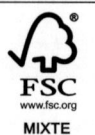